BEI GRIN MACHT SICH IHR WISSEN BEZAHLT

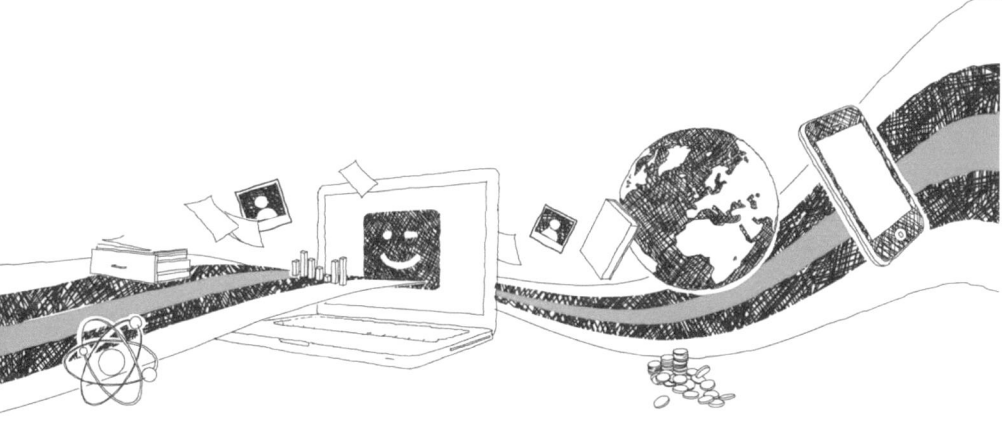

- Wir veröffentlichen Ihre Hausarbeit, Bachelor- und Masterarbeit

- Ihr eigenes eBook und Buch - weltweit in allen wichtigen Shops

- Verdienen Sie an jedem Verkauf

Jetzt bei www.GRIN.com hochladen und kostenlos publizieren

Bibliografische Information der Deutschen Nationalbibliothek:

Die Deutsche Bibliothek verzeichnet diese Publikation in der Deutschen Nationalbibliografie; detaillierte bibliografische Daten sind im Internet über http://dnb.d-nb.de/ abrufbar.

Dieses Werk sowie alle darin enthaltenen einzelnen Beiträge und Abbildungen sind urheberrechtlich geschützt. Jede Verwertung, die nicht ausdrücklich vom Urheberrechtsschutz zugelassen ist, bedarf der vorherigen Zustimmung des Verlages. Das gilt insbesondere für Vervielfältigungen, Bearbeitungen, Übersetzungen, Mikroverfilmungen, Auswertungen durch Datenbanken und für die Einspeicherung und Verarbeitung in elektronische Systeme. Alle Rechte, auch die des auszugsweisen Nachdrucks, der fotomechanischen Wiedergabe (einschließlich Mikrokopie) sowie der Auswertung durch Datenbanken oder ähnliche Einrichtungen, vorbehalten.

Impressum:

Copyright © 2014 GRIN Verlag
Druck und Bindung: Books on Demand GmbH, Norderstedt Germany
ISBN: 9783668694514

Dieses Buch bei GRIN:

https://www.grin.com/document/423841

Florian Flügge

20 Jahre Pflegeversicherung. Eine kritische Reflektion

GRIN Verlag

GRIN - Your knowledge has value

Der GRIN Verlag publiziert seit 1998 wissenschaftliche Arbeiten von Studenten, Hochschullehrern und anderen Akademikern als eBook und gedrucktes Buch. Die Verlagswebsite www.grin.com ist die ideale Plattform zur Veröffentlichung von Hausarbeiten, Abschlussarbeiten, wissenschaftlichen Aufsätzen, Dissertationen und Fachbüchern.

Besuchen Sie uns im Internet:

http://www.grin.com/

http://www.facebook.com/grincom

http://www.twitter.com/grin_com

Inhaltsverzeichnis

1. Einleitung

2. Rahmenbedingungen der Pflegeversicherung

    2.1 Grundlagen und Leistungen der Pflegeversicherung
    2.2 Finanzierung und Ziele der Pflegeversicherung

3. Zur Lage der Pflegeversicherung

    3.1 Die aktuelle Situation der Pflegeversicherung
    3.2 Negative und positive Aspekte der Pflegeversicherung

4. Fazit

5. Literaturverzeichnis

1. Einleitung

In der GKV entfallen mehr als 40 Prozent aller Ausgaben auf die Krankenversicherung der Rentner. Allein dies vermittelt ein Bild davon, welchen Einfluss die Alterung der Gesellschaft auf das Gesundheitssystem hat. Dieser Einfluss ist zum einen ökonomisch von Belang, zum anderen aber auch fachlich. Die neue Generation von „aktiven Alten", aber auch ein genereller Anstieg der Lebenserwartung erfordern ein ganz anderes Profil medizinischer Behandlung, etwa im Bereich der Geriatrie.

Aus ökonomischer Sicht ist die Bedeutung des Alters relativ eindeutig. Denn die höchsten individuellen Krankheitskosten entstehen in den letzten fünf Lebensjahren. Die unabhängig von schrumpfenden Beitragseinnahmen der Kassen feststellbare Ausgabendynamik hat auch etwas mit dem demographischen Wandel zu tun.

Das schrumpfende Selbsthilfe-Potential der Familien (wachsende Kinderlosigkeit, stärkere Erwerbstätigkeit bei Frauen u.a.) lässt zumindest erwarten, dass in Zukunft ein größerer Bedarf an Hilfen entsteht. Wie diese finanziert werden, bleibt hingegen eine offene Frage.

In Kapitel 2 werden die Grundlagen und Leistungen der Pflegeversicherung erläutert. Bei den Leistungen wird auf auf besondere Leistungen bei Bedarf (Verhinderungspflege und Kurzzeitpflege) verzichtet, da in dieser Arbeit nur Grundlegende Fakten dargestellt werden sollen. Nachfolgend werden kurz die Ziele und die Finanzierung der Pflegeversicherung erläutert. In Kapitel 3 wird die aktuelle Situation der Pflegeversicherung dargestellt. Hier werden positive und negative Aspekte beleuchtet. Abschließend wird in Kapitel 4 ein Ausblick über die zu erwartende Entwicklung der Pflegeversicherung gegeben.

2. Rahmenbedingungen der Pflegeversicherung

2.1 Grundlagen und Leistungen der Pflegeversicherung

Seit dem 1. Januar 1995 sind etwa 90% der deutschen Bevölkerung in der sozialen Pflegeversicherung pflichtversichert. Auch der Rest der Bevölkerung (Selbständige, Beamte etc.) ist in der privaten Pflegeversicherung versicherungspflichtig und wird durch private Versicherungen betreut. Die Pflegeversicherung ist daher die einzige Sozialversicherung, welche für alle Bürgerinnen und Bürger eine Versicherungspflicht vorsieht.

Die gesetzliche Pflegeversicherung kann als Antwort auf drei Probleme angesehen werden:
- Armut in Verbindung mit Behinderung in der älteren deutschen Bevölkerung,
- Unzulänglichkeiten bei der Versorgung von Pflegebedürftigen,
- die Haushaltsmisere der deutschen Kommunen als Träger der Sozialhilfeleistungen bei Pflegebedürftigkeit.

1991 mussten 60% der Pflegebedürftigen Sozialhilfe in Anspruch nehmen. Die soziale Pflegeversicherung bietet nunmehr eine Mindestsicherung im Pflegefall unabhängig von Alter und finanzieller Bedürftigkeit der Pflegebedürftigen sowie von Ursache der Pflegebedürftigkeit. Sie wurde in Anlehnung an die gesetzliche Krankenversicherung ausgestaltet. Die wesentliche gesetzliche Grundlage ist das Sozialgesetzbuch Teil XI.

Anspruchsberechtigt in der Pflegeversicherung sind Personen, die mindestens sechs Monate lang einer mindestens „erheblichen" Hilfe bei den Verrichtungen des täglichen Lebens bedürfen.[1] Die Leistungen decken ausdrücklich den Pflegebedarf auf Grund von Behinderung und körperlicher, geistiger oder seelischer Krankheit.
Ausgehend von der Häufigkeit der Hilfe und von der Zeit, die für die Grundpflege aufgewendet werden muss, unterscheidet das Gesetz drei Stufen der Pflegebedürftigkeit: „erhebliche" (Pflegestufe I), „schwere" (Pflegestufe II) und „schwerste" (Pflegestufe III) Pflegebedürftigkeit. Erhebliche Pflegebedürftigkeit besteht zum Beispiel, wenn tägliche Hilfe bei mindestens zwei Verrichtungen in den Bereichen Ankleiden, Mobilität oder Körperpflege und allwöchentlich zusätzliche Hilfe bei der hauswirtschaftlichen Versorgung benötigt wird.

---

1 Vgl. § 14 Abs. 1 SGB XI.

Schwerpflegebedürftigkeit liegt bei dreimaligen täglichen Hilfebedarf vor und bei einem Pflegebedarf „Rund um die Uhr".[2] Wenn der der erforderliche Zeitumfang für die Pflegestufe I nicht erfüllt wird, aber eine Demenz oder z.b. eine geistige Behinderungen vorliegt, die eine erheblich eingeschränkte Alltagskompetenz zur Folge hat, kann Pflegegeld und bestimmte Leistungen zur Deckung eines Bedarfs an Betreuung und Beaufsichtigung in Anspruch genommen werden. Hierbei handelt es sich um die sog. Pflegestufe 0. Sollte der Zeitaufwand in der Pflegestufe III weit überschritten werden, so kann die Pflegeversicherung zur Vermeidung einer besonderen Härte weitere Pflegesachleistungen und vollstationäre Pflegeleistungen gewähren. Ein Härtefall liegt vor, wenn der Hilfebedarf bei der Grundpflege täglich 6 Stunden beträgt, davon mindestens dreimal in der Nacht.[3]

Die Entwicklung von Richtlinien für die medizinische Einstufung von Antragstellern wurde den Spitzenverbänden der Pflegekassen übertragen. Die Beurteilung der Pflegebedürftigkeit, der Pflegestufeneinordnung und der in Betracht kommenden Pflegeleistungen wird vom Medizinischen Dienst der Krankenkassen vorgenommen.[4]

Außer auf die Pflegeempfängerinnen und Pflegeempfänger zielt die Pflegeversicherung auch auf die unbezahlten Pflegepersonen. Für sie besteht ein Anspruch auf Leistungen zur sozialen Sicherung, sofern sie mindestens 14 Stunden pro Woche für die häusliche Pflege aufwenden.[5]

Die Leistungen der Pflegeversicherung sind davon abhängig, ob ambulante, teilstationäre oder vollstationäre Pflege erforderlich ist.

Für die ambulante Pflege lässt die Pflegeversicherung anspruchsberechtigten der häuslichen oder der Tagespflege die Wahl zwischen Geldleistungen, Sachleistungen oder einer Kombination aus beidem.[6]

---

2 Vgl. § 15 Abs. 2 SGB XI
3 Vgl. Medizinischer Dienst des Spitzenverbandes Bund der Krankenkassen e.V./GKV-Spitzenverband (2009), S. 160 ff.
4 Vgl. § 18 Abs. 1 SGB XI
5 Vgl. § 19 Abs. 1 SGB XI
6 Vgl. § 36 Abs. 3 SGB XI und § 38 SGB XI

Leistungen bei häuslicher Pflege:

Pflegestufe	Betrag
0	225,00 €
I	450,00 €
II	1.100,00 €
III	1.550,00 €

Tabelle 1: Pflegesachleistungen bei häuslicher Pflege[7], eig. Darstellung.

Liegt zusätzlich eine erheblich eingeschränkte Alltagskompetenz vor, so erhöht sich der Betrag in Pflegestufe I um 215 € auf insgesamt 665 €. In Pflegestufe II erhöht sich der Betrag um 150 € auf 1250 €.[8]

Die Pflegekassen stellen auch technische Hilfsmittel zur Erleichterung der Pflege und finanzielle Zuschüsse zur Verbesserung des Wohnumfeldes zur Verfügung.[9]

Sollten Pflegeempfänger keine häusliche Pflege in Anspruch nehmen wollen, so können sie auch Pflegegeld für eine selbst beschaffte Pflegeperson beantragen.[10]

Das Pflegegeld beläuft sich monatlich auf:

Pflegestufe	Betrag ohne eingeschränkte Alltagskompetenz	Betrag mit eingeschränkter Alltagskompetenz
0		120,00 €
I	235,00 €	305,00 €
II	440,00 €	525,00 €
III	700,00 €	700,00 €

Tabelle 2: Pflegegeld für eine selbst beschaffte Pflegehilfe[11], eig. Darstellung.

Auch haben Pflegebedürftige Anspruch auf teilstationäre Pflege. Bei der teilstationären Pflege geht es um z.B. stundenweise Betreuung des Pflegeempfängers in z.B. Einrichtungen der Tagespflege, wenn die Pflegeperson wieder berufstätig werden will und eine weitere Pflegeperson nicht zur Verfügung steht.

---

7 Vgl. § 36 Abs. 3 SGB XI
8 Vgl. § 123 Abs. 3 und 4 SGB XI.
9 Vgl. § 40 Abs. 1, 3 und 4 SGB XI.
10 Vgl. § 37 Abs. 1 SGB XI.
11 Vgl. § 37 Abs. 1 SGB XI.

Im Monat stehen folgende Beträge zur Verfügung:

Pflegestufe	Betrag
I	450,00 €
II	1.100,00 €
III	1.550,00 €

Tabelle 3: Leistungen bei teilstationärer Pflege[12], eig. Darstellung.

Weitere wichtige Leistungen sind die sogenannte Verhinderungspflege und die Kurzzeitpflege. Sollte eine selbst beschaffte Pflegeperson einmal wegen Krankheit oder Erholungsurlaub ausfallen, so übernimmt die Pflegeversicherung die Kosten für die notwendige Ersatzpflege, wenn die Pflegeperson den Pflegeempfänger bereits mindestens 6 Monate in seiner häuslichen Umgebung gepflegt hat. Die Pflegekasse übernimmt die Kosten jährlich für die Dauer von insgesamt 4 Wochen und einem Höchstbetrag von 1550 Euro.[13]

Kurzzeitpflege kann beantragt werden, wenn kurzzeitig ein erhöhter Pflegebedarf besteht (z.B. nach einem Krankenhausaufenthalt) oder bei Urlaub der Pflegeperson. Auch hier übernimmt die Pflegekasse die Unterbringung in einer stationären Pflegeeinrichtung bis zu 4 Wochen im Jahr und bis zu einem Höchstbetrag von 1550 Euro.[14]

Abschließend zu diesem Kapitel müssen noch die Leistungen bei vollstationärer Pflege genannt werden.

Anspruch auf vollstationäre Pflege haben Pflegeempfänger, wenn häusliche oder teilstationäre Pflege nicht möglich ist.[15] Die Höhe der Beträge in den einzelnen Pflegestufen wird in der nachfolgenden Tabelle dargestellt.

Pflegestufe	Betrag
I	1.023,00 €
II	1.279,00 €
III	1.550,00 €
III Härtefall	1.918,00 €

Tabelle 4: Leistungen bei vollstationärer Pflege[16], eig. Darstellung.

12 Vgl. § 41 Abs. 2 SGB XI.
13 Vgl § 39 SGB XI.
14 Vgl. § 42 Abs. 1 und 2.
15 Vgl. § 43 Abs. 1 SGB XI
16 Vgl. § 43 Abs 2 SGB XI

Die in Tabelle 4 aufgeführten Geldleistungen sind nur für die Bereiche Pflege und soziale Betreuung. Der Pflegeempfänger muss die Kosten für Unterbringung und Verpflegung sowie die Investitionskosten selbst bezahlen.[17]

2.2 Finanzierung und Ziele der Pflegeversicherung

Die Finanzierung der gesetzlichen Pflegeversicherung erfolgt im Umlageverfahren, d.h., die heutigen Beitragszahlenden finanzieren mit Ihren Beiträgen die Empfangsberechtigen von heute, und wenn die heutigen Beitragszahlenden dann selbst in einer Pflegesituation empfangsberechtigt werden, so werden ihre bewilligten Leistungen von den dann Beitragszahlenden finanziert. Der Beitrag wird auf die Bruttolöhne bis zur Beitragsbemessungsgrenze in der gesetzlichen Krankenversicherung erhoben. Er wird mit einer Ausnahme in allen Bundesländern zu gleichen Anteilen von Arbeitnehmern und Arbeitgebern entrichtet (je 0,85%), aber die Arbeitgeber wurden für den Verzicht entschädigt (in Sachsen, wo wo es für die Arbeitgeber keinen Feiertag als Ausgleich gab, zahlen die Arbeitnehmer 1,525% und die Arbeitgeber 0,525%). Der aktuelle Beitragssatz, der durch den Gesetzgeber festgelegt wird, beläuft sich auf 2,05% des Bruttoverdienstes, wobei Kinderlose seit 01.01.2005 einen um 0,25% erhöhten Beitrag zahlen, also insgesamt 2,30%.[18] Rentner entrichten zu gleichen Teilen mit den Rentenkassen. Ehepartner bzw. Ehepartnerinnen und Kinder von Mitgliedern in der sozialen Pflegeversicherung sind beitragsfrei mitversichert. Auf Mutterschafts- oder Erziehungsgeld werden keine Beiträge erhoben.

Pflegeempfänger können dann von Versicherungsbeiträgen befreit werden, wenn sie bereits versorgungsrechtliche Unterstützungsleistungen empfangen.

Die Finanzierung der Infrastruktur der Pflegeversorgung obliegt den Bundesländern. Man erwartet von ihnen, dass sie dafür einen Teil der Ersparnisse bei den Sozialhilfeleistungen aufwenden.

Die Organisation der Pflegeversicherung liegt in der Zuständigkeit der Pflegekassen, die von jeder gesetzlichen Krankenkasse eingerichtet worden sind. Obwohl die Pflegekassen rechtlich unabhängige Körperschaften sind, bleiben sie eng mit den Krankenkassen verbunden (auch personell).

17 Vgl. § 43 Abs. 2 SGB XI.
18 Vgl. § 55 Abs.1-3 SGB XI.

Mitarbeiter der Krankenkassen befassen sich sowohl mit den Fällen der Krankenversicherung als auch mit den Leistungsfällen der Pflegeversicherung. Bei der Bearbeitung orientieren sich die Pflegekassen an der Einstufung des Medizinischen Dienstes der Kassen. Den Pflegekassen wird dann von den Krankenkassen die Nutzung dieser Dienste in Rechnung gestellt.

Die Pflegebedürftigkeit soll vergleichbar wie Krankheit, Arbeitsunfall, Erwerbsunfähigkeit oder Arbeitslosigkeit im Rahmen einer Grundversorgung sozial abgesichert sein. Eine lückenlose und umfassende Absicherung durch die Pflegeversicherung ist nicht beabsichtigt. Es sollen die pflegerischen Aufwendungen abgedeckt werden und die Betroffenen deshalb im Wesentlichen nicht mehr auf Sozialhilfe angewiesen sein. Die Pflegebedürftigen sollen möglichst lange trotz Pflegebedürftigkeit in ihrer gewohnten häuslichen Umgebung verbleiben. Deshalb werden vorrangig Hilfen zur häuslichen Pflege zur Verfügung gestellt.

3. Zur Lage der Pflegeversicherung

3.1 Die aktuelle Situation der Pflegeversicherung

In den ersten Jahren nach Einführung hat die Pflegeversicherung noch Rücklagen bilden können. Dies kam durch verspätete Leistungsgewährung zu Stande. Es wurden z.B. eingegangene Anträge verspätet bearbeitet. Dadurch wurde ein Überschuss von ca. 3,4 Mrd. Euro erwirtschaftet. Ab 1999 wurden diese Rücklagen nach und nach abgebaut, da die Pflegefallzahlen stark angestiegen sind. 2005 wurde dann ein Zusatzbeitragssatz von 0,25% für Kinderlose eingeführt um dem Finanzierungsproblem zu begegnen. Um zu vermeiden, dass die Rücklagen vollständig aufgebraucht werden wurde der gesetzlich festgelegte Beitragssatz im Rahmen des Pflege-Weiterentwicklungsgesetzes auf 1,7% erhöht. Ab dem 1. Januar 2013 ist der Beitrag auf 2,05% gestiegen, dies wurde 2012 mit dem Pflege-Neuausrichtungsgesetz beschlossen.[19]

Im Jahr 2013 waren rund 69,81 Mio. Menschen in der sozialen Pflegeversicherung versichert. Die nachfolgende Tabelle gibt einen Überblick über die ambulant und stationär versorgten Pflegeempfänger.

---

19 Vgl. § 55 Abs. 1 SGB XI

	Soziale Pflegeversicherung
ambulant	1.739.337
stationär	740.253
Gesamt	2.479.590

Tabelle 5: Gesamtzahl der Leistungsbezieher in der SPV[20], eig. Darstellung.

Die rund. 2,5 Mio. Pflegeempfänger teilten sich 2013 in folgende Pflegestufen auf:

Pflegestufen	ambulant	stationär
I	1.094.521	316.125
II	501.609	278.294
III	143.207	145.834
Härtefälle	2.481	6.463
Gesamt	1.739.337	740.253

Tabelle 6: Zahl der Leistungsbezieher der SPV n. Pflegestufen[21], eig. Darstellung.

Die nachfolgende Tabelle soll einen kurzen Überblick über die Einnahmen und Ausgaben der Pflegeversicherung der Jahre 2010, 2011, 2012 und 2013 geben:

	Einnahmen gesamt	Ausgaben gesamt
2010	21,78	21,45
2011	22,24	21,93
2012	23,04	22,94
2013	24,96	24,33

Tabelle 7: Jahresergebnis der SPV in Milliarden Euro[22], eig. Darstellung

3.2 Negative und positive Aspekte der Pflegeversicherung

Die Pflegeversicherung kann aus unterschiedlichen Gründen nicht generell überzeugen. Die fehlende Nachhaltigkeit ist hier besonders zu nennen. Daraus entstehen mehrere Folgeprobleme, insbesondere im Hinblick auf den Arbeitsmarkt. Auch besteht im aktuellen System kein Wettbewerb zwischen den Pflegekassen. Innovationen sind aber ohne Wettbewerb nur schwer zu verwirklichen.[23] Kritisch sind auch die negativen Verteilungseffekte für untere Einkommen anzumerken. Auf Grund von vormals steuerfinanzierter Pflegeleistungen durch beitragsfinanzierte Leistungen

---

20 Vgl. Bundesministerium für Gesundheit (2013), Geschäftsstatistik der Pflegekassen.
21 Vgl. Bundesministerium für Gesundheit (2013), Geschäftsstatistik der Pflegekassen.
22 Vgl. Bundesministerium für Gesundheit (2013), Geschäftsstatistik der Pflegekassen.
23 Vgl. Raddaz, Guido (2008), S. 10.

mit einer Beitragsbemessungs- und Versicherungspflichtgrenze werden Personen mit hohem Einkommen relativ entlastet, untere Einkommen dagegen stärker. Auch auf der Leistungsseite ist dieser negative Verteilungseffekt zu beobachten. Empfangsberechtigte von Pflegeleistungen mit mittlerem und gehobenem Einkommen profitieren danach am stärksten von der Pflegeversicherung.

Des weiteren sind auch die Leistungen der Pflegeversicherung nicht bedarfsdeckend, da es sich um ein System der Budgetierung handelt. "Die Leistungen der Pflegeversicherung sollen nur die erforderliche Grundpflege und hauswirtschaftliche Versorgung gewährleisten. Vor allem die Kosten der Unterkunft und Verpflegung, aber auch pflegerische Leistungen, die über die Grundversorgung hinaus gehen, sind nicht nur in der häuslichen Umgebung, sondern auch im Pflegeheim vom Pflegebedürftigen selbst zu tragen (§4 SGB XI)."[24] Die Zuschüsse der Pflegeversicherung werden nur bis zu einem Höchstbetrag erbracht. Die Leistungen reichen aber oft nicht aus um alle Kosten zu decken. Auch wird der zeitliche Aufwand im Einzelfall nicht berücksichtigt. Hier sind dann die Familien gefordert, diesen Defiziten durch eigenes Engagement und finanzieller Unterstützung zu begegnen. Dabei war schon vor Einführung der Pflegeversicherung bekannt, dass sich durch die niedrige Geburtentätigkeit das familiäre Pflegepotenzial ausdünnen wird, da immer mehr ältere Menschen keine oder zumindest weniger Kinder haben, immer häufiger allein leben und im Umfeld somit Personen fehlen die o.g. Defizite ausgleichen können. In den folgenden Jahrzehnten ist eine erhebliche Verlagerung der Altersstruktur bei einer immer kleiner werdenden Gesamtbevölkerung nicht zu umgehen.[25] Somit deutet alles darauf hin, dass informelle Hilfen künftig immer weiter zurückgedrängt, professionelle Pflegeleistungen durch ambulante Pflegedienste immer mehr nachgefragt werden.

Es gibt nur wenige Vorschriften für die Zulassung von Pflegeeinrichtungen. Eine kontinuierliche Kontrolle der Arbeit einer Pflegeeinrichtung gibt es nicht. Die Kooperation zwischen Behörden und dem MDK ist eine Sollvorschrift. Ob sie immer und überall befolgt wird, darf bezweifelt werden. Auch Betrugsfälle sind bekannt geworden. So hatte ein Prüfer vom MDK, bei einer Überprüfung, mit den Angehörigen des Pflegeempfänger gesprochen.
Diese berichteten, dass der Pflegeempfänger gerade schläft, sich aber an der Pflegesituation nichts geändert habe.

---

24 Simon, Michael (2013), S. 453.
25 Vgl. Raddaz, Guido (2008), S.10.

Der Prüfer glaubte den Angehörigen und überzeugt sich nicht persönlich über den aktuellen Pflegebedarf. Tatsächlich aber war der Pflegeempfänger zu diesem Zeitpunkt schon seit Tagen verstorben.

Der Fall der einer älteren Dame in Berlin ist durch die Medien bekannt geworden. Sie stand bei einem Berliner Pflegedienst unter Vertrag und ging bei Bedarf in unterschiedliche Wohnungen, um dort dann die Begutachtungen zur Feststellung des Pflegebedarfs durch den MDK zu durchlaufen. Die Frau erhielt die Pflegestufe und die Leistungen wurden dann abgerechnet, aber nie erbracht. Dies alles geschah trotz der vorgeschriebenen Kontrollen des MDK

Auch bei dem Thema Betreuung kommt es immer wieder zu Betrugsfällen. Die Wege für Betrug und Korruption sind im Lauf einer Betreuung mannigfach. Das fängt zum Beispiel beim Betreten der Wohnung eines erkrankten Menschen durch den Betreuer an, reicht über den Vorgang der Feststellung des Vermögens und betrifft Vorgänge wie zum Beispiel eine Haushaltsauflösung. Ein kritischer Faktor sind die Entscheidungen zur Pflegekonzeption (ambulant oder stationär) mit der Auswahl von Einrichtungen. Hier geht es um Maßnahmen die enorme zukünftige finanziellen Auswirkungen zur Folge haben können. Aber auch die Vergabe von Aufträgen an Dienstleistungsunternehmen (z.B. Sanitätshäuser), beziehungsweise der Kauf von Produkten für den Pflegeempfänger sind klassische Schwachstellen, die Betrug begünstigen.

Dazu kommt, dass im Betreuungswesen kaum oder gar nicht mit Plänen oder Zielbeschreibungen gearbeitet wird. Niemand fordert qualitative Berichte an. Deshalb können keinerlei Qualitätskontrollen durchgeführt werden.

Es gibt aber natürlich nicht nur negative Aspekte der Pflegeversicherung. Grundsätzlich kann festgehalten werden, dass die Einführung der Pflegeversicherung durchaus ein Erfolg war. Vor allem, weil das Risiko der Pflegebedürftigkeit in ein Leistungssystem gebracht wurde, dass es möglich gemacht hat die Abhängigkeit von der Sozialhilfe, vieler überwiegend älterer Menschen, zu beseitigen. Aus Sozialpolitischer Sicht ist natürlich auch die Versicherungspflicht für die gesamte Bevölkerung (mit Ausnahmen) positiv zu bewerten.

Ab 1.Januar 2013 ist die nächste Reform der Pflegeversicherung in Kraft getreten, dass sogenannte Pflege-Neuausrichtungsgesetz. Auch diese Entwicklung ist als sehr positiv zu bewerten, da jetzt vormals nicht Leistungsberechtigte Leistungen aus der sozialen Pflegeversicherung erhalten und Leistungen ausgeweitet wurden. Exemplarisch werden nachfolgend einige der „neuen" Leistungen aufgeführt. Ambulante Pflegedienste bieten neben der Grundpflege und der hauswirtschaftlichen Versorgung auch Betreuungsleistungen an. Auch Pflegeempfänger die nicht dementiell erkrankt sind, haben die Möglichkeit Betreuungsleistungen als Sachleistungen in Anspruch zu nehmen[26]. Wohngruppen von Pflegebedürftigen wie z.B. Senioren-WG´s erhalten pro Bewohner einen Zuschuss von 200 Euro, um eine Organisationskraft beschäftigen zu können.[27] Zukünftig muss die Pflegekasse, bei Antrag auf Pflegeleistungen, innerhalb von zwei Wochen einen Beratungstermin und einen Ansprechpartner nennen. Die Beratung kann auf Wunsch des Antragstellers bei ihm zu Hause oder in der Einrichtung in der er lebt erfolgen. Kann die Pflegekasse diesen Termin nicht fristgerecht leisten, so muss ein Beratungsgutschein für einen anderen qualifizierten Dienstleister ausgestellt werden.[28] Für den Einsatz von Ehrenamtlichen Kräften in Pflegeeinrichtungen, können Heimbetreiber Aufwandsentschädigungen zahlen, die die Pflegekasse übernimmt.[29]

Kann der MDK nicht innerhalb von vier Wochen den Pflegebedürftigen oder Antragsteller begutachten, so müssen dem Versicherten mindesten drei andere Gutachter zur Auswahl genannt werden. Wenn die Begutachtungsergebnisse nicht innerhalb eines Monat vorliegen, müssen die Pflegekassen den Antragstellern für jede begonnene Woche Fristüberschreitung 70 Euro als erste Versorgungsleistung bereitstellen.[30]

---

26 Vgl. § 124 Abs. 1-3 SGB XI.
27 Vgl. § 38a Abs 1 SGB XI.
28 Vgl. § 7b Abs. 1 SGB XI.
29 Vgl. § 82b Abs. 2 SGB XI.
30 Vgl. § 18 Abs. 3a und 3b SGB XI

4. Fazit

Das Statistische Bundesamt hat berechnet, dass „die Zahl der über 67-Jährigen bis zum Jahr 2050 trotz einer sich um 8,5 Mio. auf 74 Mio. verringernden Gesamtbevölkerung von heute knapp 13,5 Mio. auf rund 21,5 Mio. steigt. Die Zahl der Menschen im erwerbsfähigen Alter zwischen 20 und 67 sinkt in diesem Zeitraum hingegen um gut 11 Mio. auf dann nur noch 41 Mio."[31].
„Für die soziale Pflegeversicherung resultiert aus dieser Bevölkerungsentwicklung ein doppeltes Problem. Zum einen wird die Zahl der Pflegebedürftigen überproportional zunehmen. Unterstellt man ein im Zeitablauf gleichbleibendes altersspezifisches Pflegerisiko, so muss man bis zum Jahr 2050 von einer Verdopplung der Zahl der Pflegebedürftigen auf dann etwa 4,4 Mio. Menschen ausgehen. Fast 6% der Gesamtbevölkerung werden 2050 voraussichtlich pflegebedürftig sein; heute sind es nur 2,58%. Zum anderen führt der Rückgang bei den potentiellen Erwerbstätigen dazu, dass sich die Einnahmenbasis der sozialen Pflegeversicherung verschlechtern wird, da die Beitragszahlungen bei Rentenbezug typischerweise niedriger als während des aktiven Erwerbslebens."[32]

Wie bereits in Kapitel 3.2 erwähnt, werden auch die niedrigen Geburtenraten dazu führen, dass die „Pflege zu Hause" durch selbst beschaffte Pflegepersonen zukünftig deutlich abnehmen wird. Auch die räumliche Distanz der Kinder zu ihren Eltern nimmt immer mehr zu, da die berufliche Karriere häufig einen Wohnortswechsel nach sich zieht, was diesen Trend weiter verstärkt. Dadurch werden mehr Menschen in stationäre Pflegeeinrichtungen ziehen müssen. Es ist dann damit zu rechnen das die Ausgaben der Pflegeversicherung weiter steigen, da die Leistungen bei stationäre Pflege deutlich höher sind wie bei häuslicher Pflege. [33]
Im Verlauf dieser Hausarbeit wurde relativ deutlich, dass sich die vorhanden Literatur häufig nur mit den Unzulänglichkeiten der sozialen Pflegeversicherung beschäftigt. Mit Sicherheit auch zu recht. Bei dieser Diskussion darf aber nicht vergessen werden, dass mit der Pflegeversicherung eine Mindestsicherung im Pflegefall geschaffen wurde, die unabhängig von Alter und finanzieller Bedürftigkeit des Pflegebedürftigen sowie unabhängig von der Ursache der Pflegebedürftigkeit eine Absicherung bietet.

---

31 Raddaz, Guido (2008), S.10f.
32 Raddaz, Guido (2008), S. 11.
33 Vgl. Raddaz, Guido (2008), S.11f.

Vor der Einführung der Pflegeversicherung waren ca, 80% der Pflegebedürftigen, die in einem Pflegeheim lebten, auf Leistungen aus der Sozialhilfe angewiesen und somit eine Belastung für die Kommunen. Diese wurden durch die Einführung entlastet. Die enorme Auswahl an Betreuungsangeboten, die es mittlerweile gibt, wären ohne die Pflegeversicherung nicht möglich gewesen.

Es bleibt abzuwarten, was die Einführung des neuen Pflegebedürftigkeitsbegriffs und des neuen Begutachtungsassessment für Auswirkungen auf die Pflegeversicherung haben werden. Es werden Grundlagen geschaffen für eine gerechte Zuordnung von Leistungspauschalen innerhalb der Pflegeversicherung. Nach Berechnungen des GKV-Spitzenverbandes ist mit zusätzlichen Kosten in Höhe von ca. 3,6 Mrd. Euro zu rechnen.[34]

„Entscheidend ist, dass eine zukunftssichere Finanzierung gefunden wird, die angesichts der demographischen Entwicklung und den Herausforderungen einer älter werdenden Bevölkerung sowohl die erforderlichen Leistungen finanziert, aber auch die finanziellen Belastungen begrenzt."[35]

---

34 Vgl. GKV-Spitzenverband (2009), S.7.
35 GKV-Spitzenverband (2009), S.7.

5. Literaturverzeichnis

Bundesministerium für Gesundheit (2014)
Zahlen und Fakten zur Pflegeversicherung,
http://www.bmg.bund.de/pflege/zahlen-und-fakten-zur-pflegeversicherung.html Stand 28.05.2014.

GKV-Spitzenverband (2009)
Eckpunktepapier des GKV-Spitzenverbandes zur Überarbeitung des Begriffs der „Pflegebedürftigkeit", Essen.

Medizinischer Dienst des Spitzenverbandes Bund e.V./ GKV-Spitzenverband (2009), (Hrsg.)
Richtlinien des GKV-Spitzenverbandes zur Begutachtung von Pflegebedürftigkeit nach dem XI. Buch des Sozialgesetzbuches, Berlin, Essen.

Raddatz, Guido (2008)
Reform der Pflegeversichergung – Zurück auf Los, Stiftung Marktwirtschaft (Hrsg.), Berlin

Simon, Michael (2013)
Das Gesundheitssystem in Deutschland, Eine Einführung in Struktur und Funktionsweise, 4., überarbeitete und erweiterte Auflage, Bern.

Sozialgesetzbuch – Elftes Buch
i.d.F. Vom 26. Mai 1994 (BGBl. IS. 1014), zuletzt geändert durch Artikel 6 des Gesetzes vom 21. Juli 2014 (BGBl. IS. 1133).

BEI GRIN MACHT SICH IHR WISSEN BEZAHLT

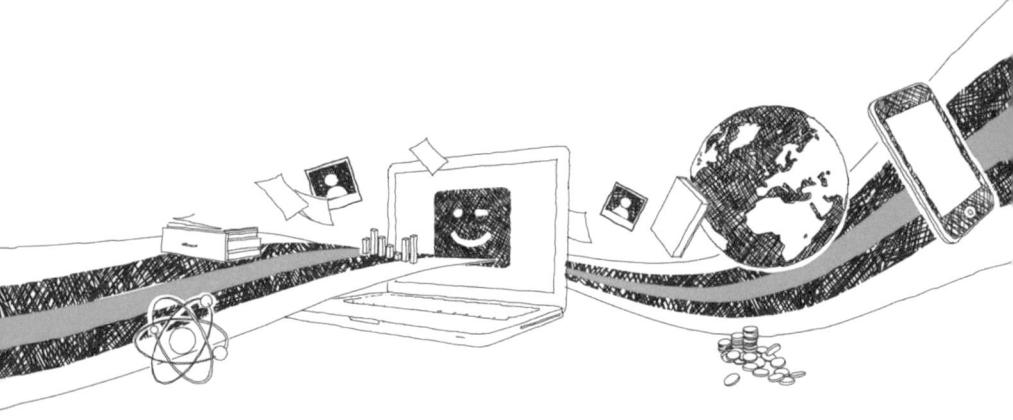

- Wir veröffentlichen Ihre Hausarbeit, Bachelor- und Masterarbeit

- Ihr eigenes eBook und Buch - weltweit in allen wichtigen Shops

- Verdienen Sie an jedem Verkauf

Jetzt bei www.GRIN.com hochladen und kostenlos publizieren

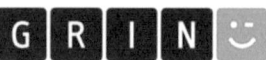